解密
颈椎间盘突出症

主编　王晓英

疼痛防治靠自己百问丛书

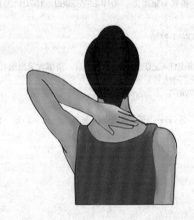

U0251450

清华大学出版社
北京

图书在版编目（CIP）数据

解密·颈椎间盘突出症 / 王晓英主编 . —北京：清华大学出版社，2019.12
（疼痛防治靠自己百问丛书）
ISBN 978-7-302-53984-1

Ⅰ . ①解… 　Ⅱ . ①王… 　Ⅲ . ①颈椎 – 椎间盘突出 – 防治 　Ⅳ . ① R681.5

中国版本图书馆 CIP 数据核字（2019）第 230702 号

责任编辑：肖　军
封面设计：刘艳芝
责任校对：刘玉霞
责任印制：刘海龙

出版发行：清华大学出版社
　　网　　址：http://www.tup.com.cn，http://www.wqbook.com
　　地　　址：北京清华大学学研大厦 A 座　邮　编：100084
　　社　总　机：010-62770175　　邮　购：010-62786544
　　投稿与读者服务：010-62776969，cservice@tup.tsinghua.edu.cn
　　质量反馈：010-62772015，zhiliang@tup.tsinghua.edu.cn
印 装 者：涿州汇美亿侬印刷有限公司
经　　销：全国新华书店
开　　本：127mm×185mm　　印　张：4.25　　字　数：54 千字
版　　次：2019 年 12 月第 1 版　　印　次：2019 年 12 月第 1 次印刷
定　　价：35.00 元

产品编号：085228-01

《疼痛防治靠自己百问丛书》编委会

编　委（按姓氏拼音排序）

冯　艺	冯智英	傅志俭	郭晓丽	韩冲芳
李　毓	李亦梅	刘　慧	刘红兵	卢振和
陆丽娟	申　文	史可梅	石　英	司马蕾
王　林	王清秀	王　霞	王小平	王晓英
王云霞	吴玉莲	徐　风	严　敏	杨晓秋
于灵芝	张　京	张小梅	赵　英	

总审委员会

冯　艺	傅志俭	卢振和	刘　慧	王　林

编者名单

主　编

王晓英

副主编

熊功友　陈　鹰

主　审

傅志俭

编　者

（按姓氏拼音排序）

曹正培　何金莲　雷晴宇　李娟娟
王　玲　王云霞　魏　辉　杨静文
　　　　张家欢　左　玮

作 者 简 介

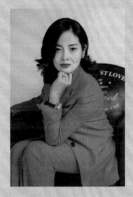

王晓英 江西省九江市第一人民医院疼痛科主任，主任医师，中华医学会疼痛学分会青年委员、中华医学会疼痛学分会脊柱内镜学组委员、中国软组织疼痛学分会副主任委员、中国女医师协会疼痛专业委员会常务委员、中西医结合学会疼痛专业委员会委员、江西省医学会疼痛学分会常务委员、九江市医学会疼痛学分会主任委员，九江疼痛质量控制中心主任。

擅长诊治常见急慢性疼痛性疾病，尤其对颈腰椎间盘突出症的孔镜微创技术及神经痛的射频微创术、骨质疏松椎体成形方面有较深入研究。是国内较早开展椎间孔镜技术的女医师，目前已完成数千例病例。主持课题10余项，发表论文20余篇。

序言

　　疼痛是一种看不见的酷刑，慢性疼痛更折磨人。疼痛是组织损伤导致感觉神经系统产生的异常信号，请不要忽略它以免铸成大祸。

　　疼痛会夺去人们的生活乐趣，更重要的是，疼痛会使精神、血压、血糖、免疫力等发生紊乱，引发或加重身体的其他疾病，医学上将疼痛反复发作或持续1个月以上归为慢性疼痛。卫生部在2007年颁布文件：要求有条件的医疗机构成立"疼痛科"，并组织和要求疼痛科的医师团队全力诊疗和研究慢性疼痛。疼痛科医师专注于为民除痛，应用多种技术治疗手段，使很多慢性疼痛得到缓解，疗效得以突破，进而使患者生活质量明显提高。

医师与病友是同一战壕的战友，疼痛是我们的共同敌人，知己知彼才能获胜。医师很想详细谈谈疼痛的防治，病友及家属们更想知道这疼痛是怎么回事、该如何治疗、如何降服疼痛恶魔。毕竟，在生命的旅程中身体这部机器发生了故障，医师能帮您将故障清理，而在继续前行中，如何避免或少出问题，还得靠自己的维护和保养！

在中华医学会疼痛学分会和中国医师协会疼痛科医师分会的支持鼓励下，在中国女医师协会的重视和领导下，中国女医师协会疼痛专业委员会组织了女医师协会的专家和学者编写了这套"疼痛防治靠自己百问丛书"，疼痛医学泰斗韩济生院士建议书名用"解密"来描述这些疼痛，来满足社会公众对疼痛的关注度；达到世界卫生组织提出的"要求无痛是人的基本权利"的目标，落实国家《"健康中国2030"规划纲要》战略部署。

我们为每种疼痛编写一个分册，每册一百多个问题，书中编者用通俗易懂的语言描述疼痛的原理、诊断、治疗、预防等知识，希望通过阅读本书，增强病友们战胜病痛的信心，以致更好、更快地恢复健康。我们在每本书后附上一些热心公益活动的疼痛专业委员会女医师姓名和医院地址，希望能更好地帮助病友。鉴于医学知识更新速度快，对一些问题的看法和处理也难免有所不同，如果您发现本书中未讲清楚的问题请咨询您的主治医师。

中国女医师协会疼痛专业委员会主任委员

卢振和

2019 年 9 月 20 日

前言

　　颈椎间盘突出症是日常生活中非常常见的一种疾病。由于颈椎间盘突出的大小、压迫神经的部位及个体差异，往往会有或轻或重的表现。过去由于经济状况、医疗条件及人们对该疾病认识不够，很多人常年忍受着颈肩疼痛的困扰。

　　疼痛是身体发出的一种信号，提醒人们予以重视和处理，当我们听之任之，可能导致疾病加重，导致机体功能失调、免疫力下降。当有颈椎间盘突出症时，不恰当的处理有可能会加重病情，甚至致残或危及生命。

　　本书运用通俗的语言，简明的图解，深入浅出地阐述了颈椎间盘突出症的常见问题。从认识到诊断，从治疗到预防，并且辅以临床典型病例，让患者可以在短期时间内快速了解颈椎间盘突出症相关知识，同时也为患者就医作出一个正确引导。

因水平所限，时间仓促，错误及不当之处，欢迎指正。

最后，用一句现代外科之父裘法祖教授的话共勉：

"德不近佛者不可以为医，才不近仙者不可以为医。"

王晓英

2019 年 9 月 20 日

目录

认 识 篇

诊　断　篇

治 疗 篇

预防与康复篇

附 录

认 识 篇

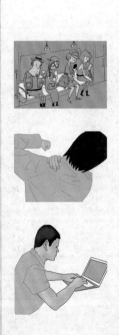

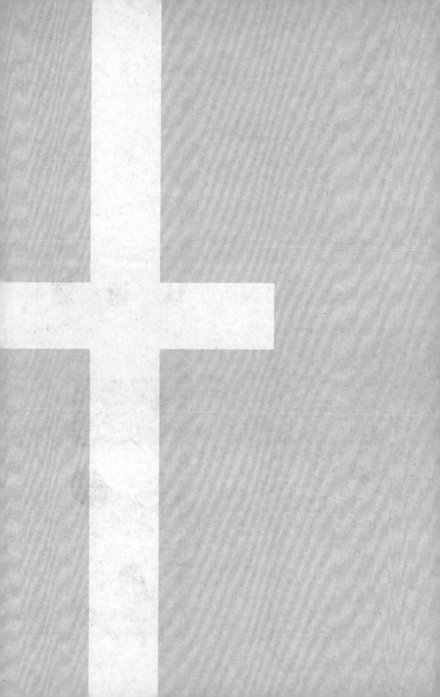

1 颈椎间盘在哪里?

　　头以下，胸椎以上是颈椎。颈椎骨有 7 块，椎体之间通常都有椎间盘连接，其主要的功能是减震及增加颈椎活动度。因第一、二颈椎之间没有椎间盘，所以颈椎间盘共 6 个。

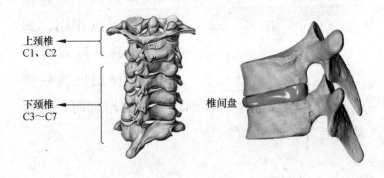

上颈椎
C1、C2

下颈椎
C3～C7

椎间盘

2 颈椎间盘长什么样?

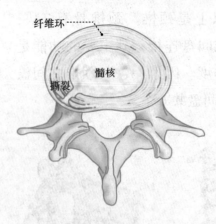

纤维环

髓核

撕裂

由中央部胶状的髓核和周围按类同心圆排列的纤维环组成。在相邻的椎体活动中,髓核起到支点作用,如同滚珠,随着脊柱的屈伸而向前后移动或随着侧屈而左右移动。当压力增加时,髓核易向后外侧脱出。

3　什么是颈椎间盘突出症？

颈椎间盘突出症是临床上较为常见的脊柱疾病之一，发病仅次于腰椎间盘突出症。主要是由于颈椎间盘髓核、纤维环、软骨板，随着年龄老化，或者在外界因素的作用下，导致椎间盘纤维环破裂，髓核组织从破裂的地方突出或脱出，压迫脊神经根或脊髓，出现手痛、手麻、下肢无力或走路不稳等现象。

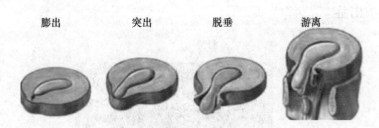

膨出　　　　突出　　　　脱垂　　　　游离

4 颈椎间盘突出与颈椎间盘突出症有区别吗？

颈椎间盘突出是指影像学检查有颈椎间盘突出现象，但是患者身体没有任何不舒服，或者没有发现有神经受压的体征。

当颈椎椎间盘的纤维环破裂、变性的髓核脱出引起脊髓或脊髓神经根受压，出现手痛、手麻、下肢无力或走路不稳等现象，才称为颈椎间盘突出症。

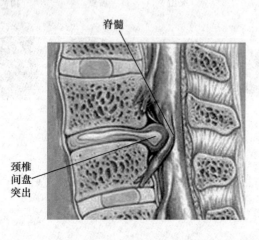

脊髓

颈椎
间盘
突出

5 颈椎间盘突出症是颈椎病吗？

颈椎病又叫颈椎综合征，是颈椎骨关节炎、增生性颈椎炎、颈神经根综合征、颈椎间盘脱出症的总称。主要由于颈椎长期劳损、骨质增生，或椎间盘脱出、韧带增厚，致使颈椎脊髓、神经根或椎动脉受压，出现一系列功能障碍的临床综合征。准确来说，颈椎间盘突出症是颈椎病中的比较严重的一种。

6 颈椎间盘突出的病因有哪些？

一、劳损

如果长期使头颈部处于单一姿势位置，或长时间低头工作，易发生颈椎间盘突出。

二、头颈部外伤

颈椎间盘突出症常由颈椎受到创伤导致。创伤原因主要是加速暴力使头部快速运动导致颈椎扭伤，多见于交通事故。尤其是在车上睡觉，睡着时肌肉保护作用差，急刹车时易出现颈部损伤。加速损伤所致的椎间盘突出最为严重。

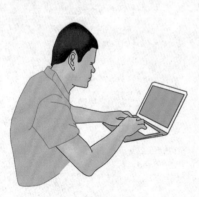

三、不良姿势

生活中不良的姿势和习惯，如躺在床上看电视、看书、高枕、坐位睡觉等。

7 颈椎间盘为什么会突出?

颈椎间盘承受并传导着头颅的重量到达胸椎,而椎间盘本身缺乏血液循环,修复能力差。颈部不良的姿势导致纤维环受力不均及轻微损伤使得椎间盘老化,在此基础上,当有可诱发椎间隙压力突然升高的因素作用下可致髓核突出。又因环绕着髓核的纤维环前面厚,后面薄,所以髓核更易向侧后方突出。

头前伸   低头

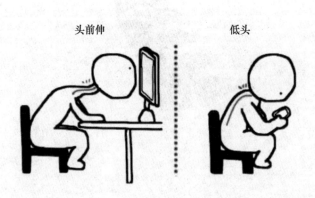

8 哪节颈椎间盘最容易受损伤?

颈椎间盘损伤多发生于第3～4颈椎间盘,主要原因是 C3/4 小关节突关节易在损伤瞬间发生一过性前后移位,类似于弹性关节。

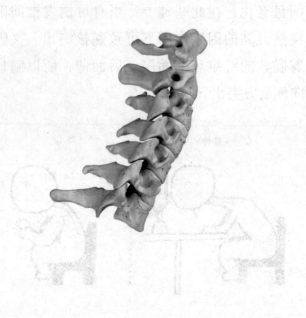

9 长期低头看手机、玩电脑会导致颈椎间盘突出症吗？

会的。长期低头看手机和玩电脑会使颈椎承受过大的压力，颈椎负责撑起整个头部的重量，低头玩手机，就使整个头部重量集中在颈椎上，长此以往就会导致颈椎变形，导致椎间盘退行性变，最终可能导致颈椎间盘突出症。

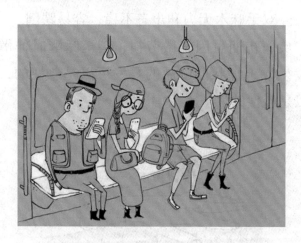

10 生活中哪些表现提示可能得了颈椎间盘突出症?

1. 颈、肩、背酸胀痛。

2. 头部总是偏向一侧,或者是经常出现落枕的症状。

3. 单侧上肢或手部剧烈疼痛、麻木或无力。

4. 跨步无力、步态不稳、经常打软腿。

5. 双手麻木无力和步态不稳,容易跌倒。

疾病初期可因轻微劳损,甚至睡醒时伸懒腰而发生以上症状。以后的复发可以是急性的,也可以是慢性的。

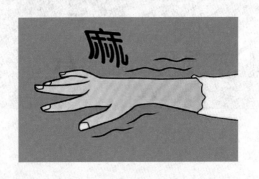

11 "落枕"是不是颈椎间盘突出了？

不是。"落枕"是一种常见病，多见于青壮年，春冬季节多见。一般认为"落枕"的原因主要有两个：一是夜间睡眠姿势不良，头颈长时间处于过度偏转的

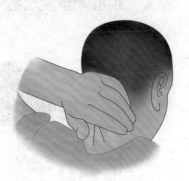

位置；或因睡眠时枕头不合适，枕头过高、过低或过硬，使颈处于过伸或过屈状态，引起颈部一侧肌肉紧张损伤；二是颈部受风寒刺激后局部肌肉痉挛。"落枕"与颈椎间盘无关系，无颈椎间盘突出的人也可出现，但是存在颈椎间盘突出的患者，因为颈椎本身不稳定，可反复引起"落枕"。

12 有肩背部或手臂的疼痛会不会就是颈椎间盘突出症?

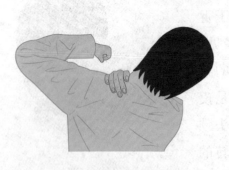

不一定。因为肩及上肢的神经都是从颈椎发出来的，所以颈椎间盘突出症会导致肩及上肢的疼痛。但是肩及上肢的疼痛原因有很多（肩周炎、胸廓出口综合征、肺癌及椎管内肿瘤等），只有用颈椎间盘突出压迫的神经或脊髓能解释这些症状时，才考虑是颈椎间盘突出症。

13 为什么颈椎间盘突出症患者抬高患侧上肢症状会缓解?

　　颈椎间盘突出物压迫脊神经根时会出现上肢疼痛的表现,这时抬高上肢往往会感觉症状有所减轻或消失。试想神经是一根橡皮筋,它从颈椎一直连接到手指,上肢放下与上肢抬起相比,是不是抬起时橡皮筋更为放松呢?神经也是如此,当抬高上肢时紧张的神经会相对放松,突出的颈椎间盘髓核对神经的刺激也会相应减小,上肢的症状当然相对缓解。

14 为什么颈椎间盘突出症患者走路有"踩棉花"的感觉?

当颈椎间盘突出物压迫脊髓时,会导致脊髓的直接受压或者脊髓的供血出现障碍,从而导致脊髓受到损伤。而脊髓是中枢神经的一部分,所有下肢的神经都通过脊髓发出。这种损伤可能导致下肢运动神经受到伤害,出现下肢无力的表现,当病情进一步发展时就会出现"踩棉花"的感觉。

15 颈椎间盘突出症会导致瘫痪吗?

会的。当颈椎间盘突出物足够大,严重压迫脊髓时,会出现受压节段以下的神经功能障碍,导致该节段以下所有肢体的运动及感觉出现障碍,从而导致瘫痪。

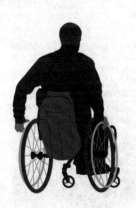 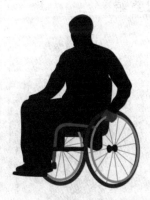

16 颈椎间盘突出症会导致肌肉萎缩吗?

会。当中枢发出的运动神经受损时会导致其支配区肌肉内的糖原合成减慢、蛋白质分解加速,而肌肉的功能与形态主要就是由肌蛋白质完成的,当蛋白质分解到一定程度时就表现为肉眼可见的肌肉萎缩。

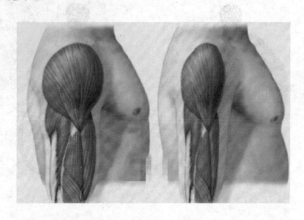

17 颈椎间盘突出症患者的颈部能剧烈活动吗?

不能！颈椎间盘突出症患者说明颈椎的结构并不稳定，存在损伤。剧烈的运动会给已经相对不稳定的颈椎造成巨大的压力，当压力大于颈椎能

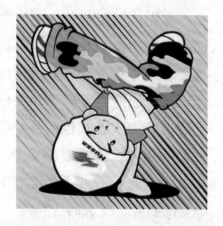

承受的程度时，可能导致颈椎的进一步不稳定，加重颈椎间盘突出症的症状。

18 颈部 CT 或 MRI（磁共振）显示颈椎间盘突出怎么办？

首先，不要着急，建议先到正规医院专科咨询，明确颈椎间盘突出情况，了解症状与颈椎间盘突出是否有关联；其次，详细告诉医师你的身体情况、职业、年龄等相关信息，同时告知有没有使用药物或者其他的治疗等；最后，听从专业医师的建议。保持良好心态，积极乐观地对待，寻求积极的生活方式，注意生活中的细节，例如睡觉的姿势、枕头的选择等，避免做剧烈运动。

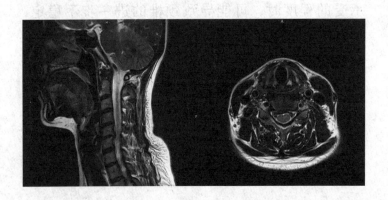

19　疼痛科治疗颈椎间盘突出症有什么特色的方法？

疼痛科医师治病方法很多，针对颈椎间盘突出症，主要有药物治疗、物理治疗及各类神经阻滞和微创技术治疗等。总之，可用抗炎镇痛药、到靶点介入治疗，甚至突出物摘除、开窗减压等方法来治疗颈椎间盘突出症。

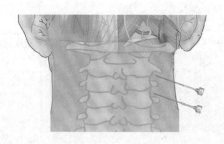

20 颈椎间盘突出症会遗传吗?

目前还没有确凿的证据可以证明颈椎间盘突出症会家族遗传,但是不良的生活姿势会在家庭成员之间相互影响,而不良的姿势会导致颈椎间盘突出症。

诊 断 篇

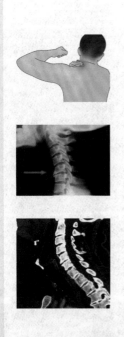

21　医师是怎么诊断颈椎间盘突出症的?

　　大家一定很好奇医师到底是如何诊断颈椎间盘突出症的呢? 任何疾病的诊断都不可能是靠单方面的证据来获得的, 临床医师主要是综合这三个方面进行考虑: 患者的症状、体征及辅助检查。

　　如果您有头晕、头痛, 颈部酸痛或者双上肢麻木、疼痛, 下肢乏力、走路不稳的症状, 并且医师给您进行身体检查时发现了一些颈部神经、脊髓或血管受压的表现, 最后再进行一系列的影像学和电生理学检查, 发现有颈椎间盘突出并压迫了周围组织, 那颈椎间盘突出症的诊断就明确了。

22　生活习惯和颈椎间盘突出症有关系吗?

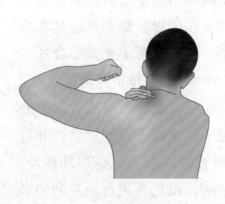

很多细心的患者会发现,医师在询问病史的时候喜欢问这样几个问题"你是做什么工作的?""你经常低头做事情吗?",尤其对于一些年轻的患者,经常被问到的还有"你经常玩手机吗?"等,医师问这些问题可不是和您聊天,是因为病因往往都隐藏在这些生活习惯之中,了解了平时的生活习惯,医师们才能更好地对患者进行诊断。

23 当出现颈部不适到医院就诊应该向医师说明哪些情况?

当出现颈部不适时,应向医师说明的情况包括工作性质、睡眠时的习惯体位、有无外伤史,疼痛的部位、性质、程度和有无放射痛,疼痛与活动的关系,发病时最早出现的症状,等等。

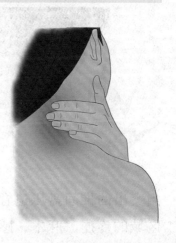

24 哪些症状提示我患有颈椎间盘突出症？

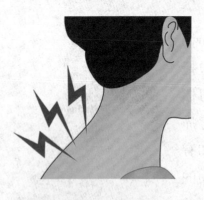

　　临床医师在对患者进行诊断时其中一个很重要的依据就是患者的症状。有的患者主要表现为颈部酸胀感、颈肩部疼痛、颈僵硬、活动受限；当突出的椎间盘压迫脊神经时可出现该神经支配区域的疼痛、麻木、感觉异常；严重者可出现肌力下降、肌肉萎缩、肢体活动障碍；压迫血管可出现头晕、头痛；压迫脊髓时可出现下肢无力、平衡障碍、肌肉张力增高等。

25 哪些体征可以提示颈椎间盘突出症？

颈椎间盘突出症患者可以没有神经受压迫体征或体征轻微，少数患者可出现较为明显的体征，如颈部生理曲度的改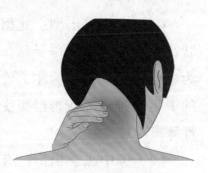变，颈部活动范围受限，相应脊神经支配区域的感觉异常、肌力减退、腱反射异常、神经病理征阳性。这些体征通过医师检查可以得到。

26　颈椎间盘突出症有哪几种类型？

（1）中央突出型：此型无颈脊神经受累的症状，表现为双侧脊髓受压。早期症状以感觉障碍为主或以运动障碍为主，晚期则表现为不同程度的上运动神经元或神经束受损害导致的不全痉挛性瘫痪。

（2）旁中央突出型：有单侧神经根及单侧脊髓受压的症状。

（3）侧方突出型：由于该处是颈脊神经根经过的地方，由于颈脊神经根受到刺激或压迫，常表现为单侧的根性症状。

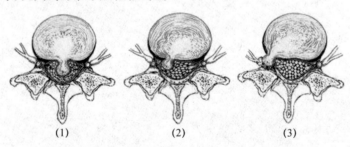

　　　(1)　　　　　　　(2)　　　　　　　(3)

27 不同部位皮肤的麻木提示哪些节段的问题？

颈 2 脊神经主要接收枕部、项部和头顶部皮肤感觉；

颈 3 脊神经接收枕部皮肤感觉；

颈 4 脊神经感觉障碍常表现在枕外隆凸附近的皮肤麻木；

颈 5 脊神经感觉障碍常表现在上臂外侧，其

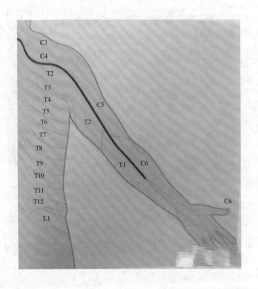

中最有定位意义的是三角肌侧方一块 3cm×3cm 范围的皮肤麻木；

颈 6 脊神经感觉障碍主要表现在前臂外侧及拇指、示指麻木或无力；

颈 7 脊神经感觉障碍主要表现在中指麻木或无力，但此区域同时也受颈 6 及颈 8 脊神经的支配；

颈 8 脊神经感觉障碍主要表现在小指及环指和前臂尺侧皮肤麻木。

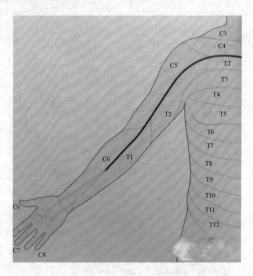

28 头晕与颈椎间盘突出症有关系吗?

颈椎间盘突出症的患者可出现头晕,但不是所有头晕的患者都是颈椎间盘突出症。脑部疾病、头颈部血管硬化、心脏病、贫血、血压异常、视力异常、前庭功能疾患等都可以出现头晕症状,这些都需要及时就医让专科医师为您鉴别。

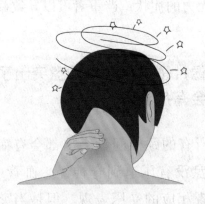

29 为什么患者双腿无力医师却诊断为颈椎间盘突出症?

有的患者可能很疑惑，为什么我明明是双脚无力，可医师却说我是颈部的问题。要知道不是所有的疾病症状都出现在原发部位，当颈椎间盘突出物突出到一定的程度，压迫到脊髓，就可以导致患者出现下肢无力的症状，严重者可以导致截瘫。

30 影像片子显示颈椎间盘突出了，就一定会有症状吗?

不是所有的颈椎间盘突出都会有症状，当突出的椎间盘没有压迫到脊神经、血管或脊髓时，就不会出现相应的受压表现。但是当突出持续增大，逐渐压迫到周围组织，可能在不久的将来还是会出现手麻、头晕、下肢无力等临床症状。

31 当突出的颈椎间盘压迫到神经时患者会有哪些表现？

颈椎间盘突出压迫神经时，一侧颈肩及上肢会出现反复发作的疼痛、麻木，尤其是仰头、咳嗽、上肢伸展或颈部低头、仰头时加重，这些症状常常因劳累、寒冷、睡眠不佳而诱发，出现手指麻木活动不灵，精细动作困难，手部肌肉萎缩。患者颈部肌肉紧张，严重者头部处于强迫位置。颈椎局部有压痛，可向肩、上肢放射，受压神经管辖区域皮肤感觉减退、力量下降。

32 颈椎间盘突出压迫脊髓有哪些表现？

突出物压迫脊髓一般病史较长，以缓慢进行性为特点，可持续数年乃至十几年，常常因颈部外伤而诱发急性发作。其主要特征是由远至近发展的四肢麻木、无力、双腿发紧、跛行、步态不稳、胸部紧束感。发病初期，常呈间歇性症状，每当走路过多或劳累后出现。随着病程的发展，症状可逐渐加重并转为持续性。晚期可能出现瘫痪。

33 颈椎间盘突出症的患者为什么不敢咳嗽？

当患者咳嗽时，胸腔压力增高，使得向心脏回流的血液受阻，引起静脉压及脑脊液压力升高。这种情况对于正常人来说没有任何关系，可是对于颈椎间盘突出症的患者，突出的椎间盘压迫了脊神经根，局部又有无菌性炎症，脑脊液压力升高后引起硬膜囊膨胀，进一步压迫神经根引起疼痛。因此对于咳嗽剧烈的患者，可适当地镇咳以减轻患者的疼痛。

34 诊断颈椎间盘突出症患者需要进行哪些检查?

常用的检查方法有颈椎 X 线片、CT 及 MRI（磁共振）等，当患者出现感觉或肌力异常时可行神经电生理检查明确有无神经损害，头晕明显时需要进行颈部血管彩超、头颅 MRI 检查。当然了，每个患者需要做的检查可能不尽相同，这就需要专科医师根据患者的综合情况来做出判断。

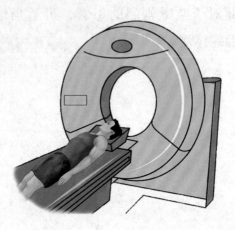

35 颈椎间盘突出症的患者为什么要拍 X 线片？

正常人体的颈椎是一个向前凸的 C 字形，这个是颈椎正常的生理弧度，可是部分患者却变成了直线型或反 C 字形，这个我们称为生理曲度的消失。此外正常的 X 线可以看到一个个整齐排列的小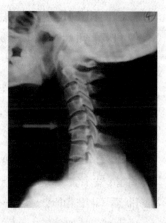孔，叫做椎间孔，那是神经出入的通道，如果这些孔变小了，往往就提示神经可能受压。

36 诊断颈椎间盘突出症 CT 与 MRI（磁共振）检查哪个好？

CT 和 MRI 检查相对于 X 线检查的优势在于不仅能看到骨质的异常，还能看到软组织的异常改变。正常人体的颈椎间盘是乖乖地呆在两个椎体的中间，当它受伤或者遭遇严重挤压的时候，就会向外膨隆或突出，压迫周围的组织。CT 及 MRI 中就可以看到向外突出或者膨出的椎间盘影像。两者的影像图片大致相似，CT 能更清晰地反映骨骼变化、韧带异常钙化等；MRI 可以更加清楚地看到椎间盘、神经根、硬膜囊、脊髓等各种软组织，价格也相对更昂贵一些。两者的优点各不相同，临床常需结合两种检查方法综合判断。

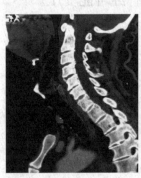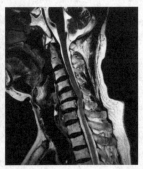

37 颈椎间盘突出症患者为何要做红外热成像检查？

人体是一个天然的生物红外辐射源，不断地向周围空间辐射红外线，而红外热像仪正是利用人体的这一生理特性，制作成一幅人体的红外热图。部分颈椎间盘突出症的患者可以看到局部的高热区、低热

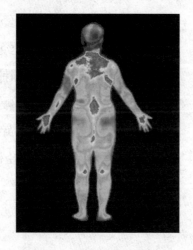

区、低温区或者凉区形成，需左右两侧对比观察，根据症状来诊断出患病部位。

38 颈椎间盘突出症患者为何要做神经电生理检查?

　　不同的患者由于神经根受压的程度不同,可出现不同的表现。当神经根长时间受压时,神经电生理检查可以发现周围神经传导速度减慢,潜伏期延长,诱发电位波幅降低。而对于该神经支配的肌肉,也可以发现异常电生理现象,神经电生理检查有利于明确神经根受损的诊断。

39 还有哪些技术手段可以帮助诊断颈椎间盘突出症？

除 X 线、CT、MRI 和红外热成像及神经电生理的检查手段以外，还有神经阻滞诊断性治疗、颈部硬膜外灌注及椎间盘造影可辅助诊断颈椎间盘突出症。

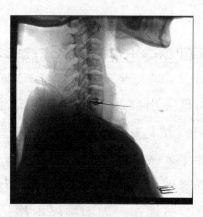

40 如果身体内有钢板不能做磁共振怎么办?

有的患者可能因为既往外科手术在体内植入了钢板,应首先了解清楚钢板材质,再咨询专科医师考虑能否进行磁共振检查,如有禁忌可以选择 CT 和脊髓造影来帮助诊断。

41 颈椎间盘突出症与哪些疾病容易混淆?

颈椎间盘突出症需要和颈部其他型颈椎病、肌萎缩性侧索硬化症、脊髓肿瘤、脊髓空洞症、后纵韧带骨化症、脊髓型多发性硬化、脊髓蛛网膜炎等进行鉴别。当患者以上肢症状为主时需与肩周炎、肩关节损伤、周围神经损伤、病理性神经痛、肿瘤等进行鉴别。当患者以下肢症状为主要表现时需要与脑梗死、颅内肿瘤、小脑平衡功能障碍、下肢原发性疾病等进行鉴别。

治 疗 篇

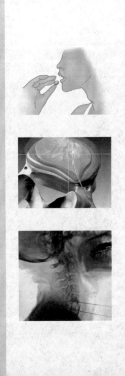

42 我颈肩痛一段时间了，什么时候需要去医院诊断治疗？

当有神经根受压表现，如颈肩部、上肢的疼痛、无力、麻木感，甚至肌肉萎缩时或有脊髓受压的表现，如腿部的感觉异常、行走有踩棉花感，甚至大小便障碍时，需要及早去医院进行诊断治疗。

43 看医师前需要准备哪些材料？

看医师前准备好最近的体检报告、拍过的颈椎片。如果能准备好描述整个发病的过程，比如哪里不舒服，有多久了，用过什么药，咳嗽打喷嚏会不会诱发等，会有利于医师更好地诊治。

44　患有颈椎间盘突出症后该去哪里治疗?

部分诊所及医院的医疗设备相对简单些,容易将颈椎间盘突出症误诊或漏诊,如果脊神经受损及脊髓受压时不恰当的按摩反而会加重损伤的程度。治疗上更多的是药物、手法按摩和简单的理疗。还有一些非法行医的人员利用大家不愿开刀、不愿吃药、轻轻松松就能将疾病"断根"的心理,鼓吹某些保健品及非法器材的功效,导致患者贻误病情,并产生经济损失。所以患病后还是需要到正规医院就诊哦。

45 颈椎间盘突出症去哪个科治疗比较好？

首选疼痛科。还可以去神经内科、骨科、脊柱外科进行诊断治疗。

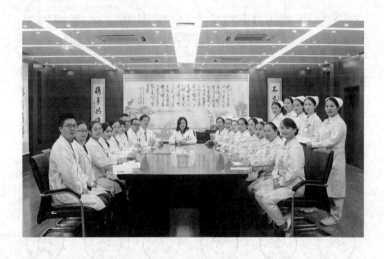

46 颈椎间盘突出症目前常用哪些治疗方法？

颈椎间盘突出症常用药物治疗、颈椎牵引、颈部外固定、针灸治疗、物理治疗、局部神经阻滞治疗，微创手术治疗及开放手术治疗。

47 如何告诉医师你有多痛？

最常用的疼痛评估工具是视觉模拟评分（VAS），患者可以给自己的主观痛苦的体验指定一个数值。VAS 是由一个 10cm 长的直尺组成，左端标记有"无痛苦"，右端标记有"可设想的最剧烈疼痛"，你可以根据自己当时的疼痛体验在尺上标记出相应的位置。儿童和老人对于疼痛的理解和表达能力稍差，可以使用 Wong-Baker 面部表情量表来进行评估。

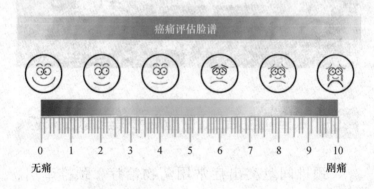

癌痛评估脸谱

48 较轻的颈椎间盘突出症宜采取什么治疗方法？

轻度颈椎间盘突出症宜采取颈部制动或减少颈部活动，可用药物治疗、牵引、针灸、理疗及局部阻滞治疗。

49 严重的颈椎间盘突出症宜采取什么治疗方法？

当颈椎间盘突出症经过保守治疗无效时，可考虑进行微创手术治疗。对于微创手术治疗无效者可考虑进行开放手术治疗。

50 有什么方法可以完全根治颈椎间盘突出症?

目前还没有。颈椎间盘髓核摘除术可以摘除突出的颈椎间盘髓核组织,但手术之后也不能保证完全不复发。如果术后长期不良睡姿及工作中不良体位导致颈椎慢性劳损,手术以外的其他节段颈椎间盘也可能突出。

51 颈椎间盘突出症如何选择合适的治疗方法?

在经济条件允许的情况下尽量信任专科医师给予的治疗方法。可以先行保守治疗,在保守治疗无效的情况下可考虑微创手术,当医师建议(微创)手术治疗时,积极配合治疗往往能取得更好的疗效。

52　什么是无创治疗?

无创治疗可以理解为大家所说的保守治疗，包括药物、牵引、针灸、手法按摩、物理治疗等。

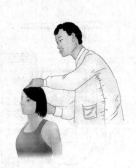

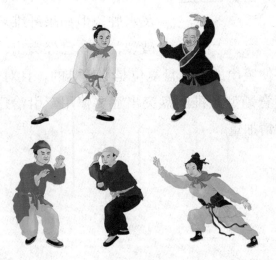

53 牵引对于颈椎间盘突出症有没有用？

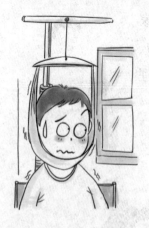

对于纤维环没有破裂的膨出型颈椎间盘突出症，以及神经根水肿的患者，牵引可以让椎间隙增宽、椎间孔增大，椎间盘得到休息，在一定程度上减轻神经根受压及水肿。但如果纤维环已经破裂，髓核已经突出，通过牵引使突出的椎间盘复位是比较难的。且对于中、重度脊髓型颈椎间盘突出症要慎用牵引治疗，以免病情加重。

54 颈椎间盘突出症可以进行针灸、物理治疗吗？

针灸治疗颈椎间盘突出症是一种较好的方法，其损伤小、经济、简便、无明显副作用。能通过神经体液调节作用，使病变的脊椎、关节、神经血管邻近组织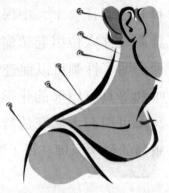产生良性反应，改善脊椎内外环境平衡达到镇痛、消炎的效果。

物理治疗包括电、光、磁、热、机械等物理因子治疗疾病，能够消除炎性水肿、改善局部血液循环，缓解疼痛，因其治疗时没有痛苦、副作用小而应用十分广泛。

55 针刺治疗疼痛的科学原理是什么？

1997 年在美国国立卫生研究院召开针刺是否科学的听证会上，中国科学院韩济生院士阐述了针刺人体穴位引起镇痛的时间空间分布规律，进而证明了针刺可以促进大脑分泌出 5-羟色胺、内啡肽等具有镇痛的化学物质，发现了改变电刺激频率可引起大脑释放特定的神经肽；从此，针刺镇痛的科学原理获得了国际医学界的认同。

56 热疗治疗颈椎间盘突出症的原理是什么？

热疗时，颈部骨骼软组织产生以下生理反应：

1. 增加血流量；
2. 减少肌肉痉挛；
3. 颈部结缔组织有更高的扩展性；
4. 减少关节僵硬；
5. 减少软组织水肿；
6. 镇痛。

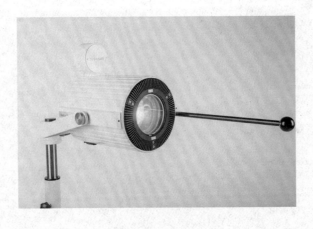

57 冷疗治疗颈椎间盘突出症的原理是什么?

冷疗治疗颈椎间盘突出症涉及局部和各部位的生理效应: 局部血管收缩, 可以降低治疗部位的代谢率, 寒冷还可以降低神经传导, 导致痛觉麻痹。

58　手法按摩对颈椎间盘突出有帮助吗？

　　手法按摩简单、方便，可以加快局部血液循环，促进一些致痛、致炎物质的吸收，改善部分患者的症状。

　　需要注意的是，如果手法按摩不当，有可能使颈椎间隙压力增大，加重椎间盘髓核的突出情况，尤其对于脊髓型颈椎间盘突出症及骨质疏松的患者是禁用手法按摩，运用不当可能造成危险。

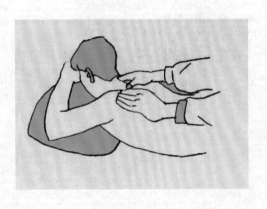

59 颈椎间盘突出症患者为什么要佩戴颈托?

颈椎间盘突出症患者佩戴颈托可以限制颈部过度伸、屈和旋转,减少椎间盘的压力以及病变部位对神经的刺激。

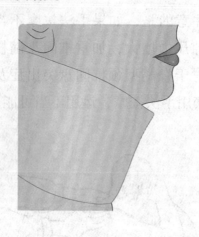

60　治疗颈椎间盘突出症常用的药物有哪些?

（1）非甾体抗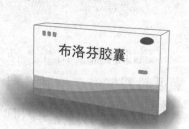炎镇痛药：布洛芬、塞来昔布、艾瑞昔布等；

（2）活血止痛药物：藤黄健骨胶囊、复方三七胶囊等；

（3）镇痛药：盐酸曲马朵、羟考酮等；

（4）钙通道调节剂：加巴喷丁、普瑞巴林等；

（5）消除神经根水肿药物：甘露醇、七叶皂苷钠等；

（6）营养神经药物：甲钴胺、神经妥乐平等。

长期疼痛的患者有时还需应用多虑平等抗抑郁药物治疗。

61 为什么治疗颈椎间盘突出症有时会用激素？

颈椎间盘突出症急性期辅用小剂量糖皮质激素可起到抗炎、消肿及镇痛的作用。当出现脊髓损伤时，临床常用大剂量激素冲击治疗。

虽然大家"谈激素色变"，长期应用激素有诸多副作用，如骨质疏松、消化性溃疡、皮质醇增多症等，但合理应用依然是利大于弊的。

62 颈椎间盘突出症需要吃抗炎药吗？

炎症分为有菌性炎症和无菌性炎症，大家理解的抗炎药一般指的是青霉素等抗生素，它们治疗的是细菌性炎症。

而颈椎间盘突出症时产生的是无菌性炎症，吃抗生素是没有用的，这时候就需要使用治疗无菌性炎症的药物，通过减少无菌性的炎症来达到缓解疼痛的目的。

63　服用非甾体抗炎镇痛药需要注意什么?

　　非甾体抗炎镇痛药
(常见如: 阿司匹林、塞
来昔布、布洛芬、依托
考昔、美洛昔康、萘普
生)能够抗炎、镇痛,
可用于多种疼痛性疾
病, 常见的不良反应是
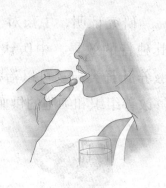
肾功能损害、消化性溃疡和心血管问题, 因此最
好在医师指导下服药。

64 中药能否治疗颈椎间盘突出症?

研究证明,中药对于治疗颈椎间盘突出症有其独特的效果。中医认为活血化瘀、通络止痛、滋养肝肾类药物可以治疗本病。这些活血药物能够改善组织和细胞的供血供氧。

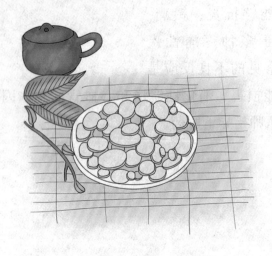

65 颈椎间盘突出症患者什么情况下用营养神经药物?

当颈椎间盘突出症患者出现神经根受刺激症状,如:肢体麻木、感觉减退、无力;需要辅用营养神经药物,如神经妥乐平、维生素 B_{12} 等。

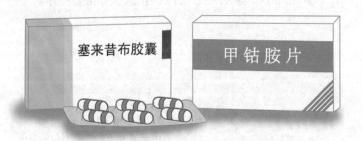

66 目前治疗颈椎间盘突出症常用哪些微创方式？

临床常用的微创治疗有颈硬膜外灌注；经皮穿刺椎间盘射频热凝术、经皮穿刺椎间盘臭氧注射术、经皮穿刺低温等离子髓核消融术、椎间孔镜下颈椎间盘突出前、后入路髓核摘除术等。

67 神经阻滞和硬膜外灌注哪种方式治疗颈椎间盘突出症效果好?

神经阻滞是直接在神经周围注射药物,阻滞疼痛信号向大脑传导,使所支配的区域产生麻醉或抗炎镇痛作用;硬膜外灌注是将抗炎、脱水、营养神经类药物注入颈部硬膜外腔,冲洗粘连的神经根,达到神经脱水抗炎的作用。这两种方法在疼痛科应用的非常普遍,具体选择哪一种治疗方法需要医师根据您的具体情况进行选择。

68 神经阻滞治疗颈椎间盘突出症有什么风险?

神经阻滞创伤虽小,仍有出血及感染的风险。因此要严格消毒操作,治疗后也需要保持局部皮肤的干燥清洁,避免感染。

此外不恰当的神经阻滞可导致神经出现损伤,严重者可导致神经坏死,因此一定要到正规医院进行神经阻滞治疗,以降低风险。

69　神经阻滞与封闭是一样的吗?

　　很多人将神经阻滞理解成"封闭",担心以后形成耐受,还会导致很多严重的并发症,产生惧怕心理,其实这是不对的。

　　以前的"封闭"是许多非专业医师,由于缺乏系统的知识和技能,常常反复多次为患者注射激素或各种混合液进行局部注射治疗,造成或多或少的一些并发症,导致很多患者谈针色变。

　　而今的神经阻滞是专业的疼痛科医师在神经末梢及神经干、丛、根部或神经节处实施阻滞,以切断疼痛的恶性循环,该方法具有微创、用药量少等优点,使患者用最小的代价得到最大的疗效。

　　神经阻滞≠封闭。

70 疼痛科所说的微创介入治疗技术是什么?

微创介入治疗技术是近年来发展的一类新技术,是在影像引导下(数字减影机、C形臂机、CT等)以最小的创伤,将特制的器械或特殊的药物经穿刺针准确地放置到病变组织周围,对其进行物理、机械或化学的治疗方法。

71 微创手术和开放性手术有什么区别?

微创手术创伤小、出血少、恢复时间短、费用较低,对术者要求较高,是一种把方便留给患者,困难留给医师的手术方式,是目前治疗的一个发展趋势。

开放手术视野暴露充分,直视操作,但治疗创伤大,风险大,术后恢复时间较长,费用较高。

72 为什么在颈椎间盘内注射臭氧?

臭氧是一种气体,具有强氧化性,能够氧化髓核内的物质(蛋白多糖),使髓核脱水、回缩,从而减轻椎间盘对神经、血管等的压迫;同时臭氧还具有镇痛、抗炎的作用。适用于包容性椎间盘(没有完全破裂的)突出症的减压。

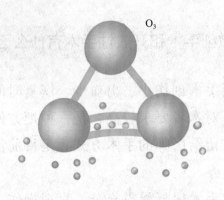

73　射频技术为什么能治疗颈椎间盘突出症？

在影像引导下将射频穿刺针穿刺到椎间盘突出破裂的部位，通过射频仪使针头升温，使突出的髓核组织热凝回缩，同时可以凝固纤维环和后纵韧带上的神经纤维，减少刺激的传入，从而减轻神经压迫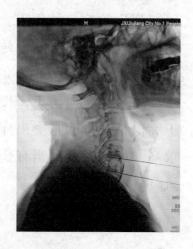和炎症反应。射频热凝对于髓核的热凝消融范围有限，适用于包容性颈椎间盘突出症。

74　什么是胶原酶溶盘术？

胶原酶是一种药物，对椎间盘内胶原蛋白可以起到化学溶解的作用。将其注射到椎间盘突出物内，通过几周时间可使突出物减小，缓解它对脊髓和神经的压迫。

此术具有损伤小，长期效果好的优点，适用于突出型颈椎间盘突出症的治疗，但对操作者要求高，如果穿刺不当有药物误入椎管导致截瘫等风险。

75 什么是低温等离子射频消融术?

在影像引导下，医师将等离子针插入突出的椎间盘内，通过等离子刀头在较低温度下将髓核组织汽化、消融、固缩，来减轻突出的椎间盘对神经根的压迫和刺激。该术式温度可控、热损伤小，并发症低，但对于较大突出或髓核脱出效果较局限。

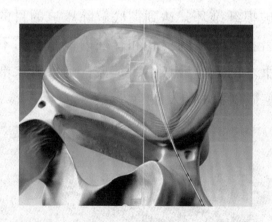

76 什么是椎间孔镜下颈椎间盘突出髓核摘除术？

在影像引导下，利用特殊的医疗器械从皮肤到病变的颈椎间盘建立一个通道，然后在脊柱内镜的辅助下，放大解剖结构，直视下清楚地看到突出的髓核、神经根、硬膜囊和增生的骨组织，使用各类抓钳，可视下摘除突出的髓核组织，并修复破损纤维环，达到彻底解除压迫的目的。随着术者技术水平的提高和脊柱内镜系统的不断优化，手术的适应证在不断扩大，是目前颈椎间盘突出症微创手术的发展趋势。

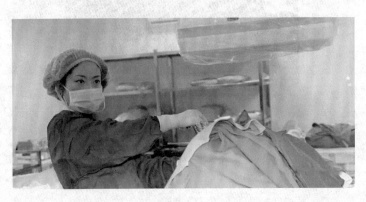

77 如何看待颈椎间盘突出症的微创介入治疗及开放手术治疗？

手术是在保守治疗效果不好的情况下的不得已的治疗方案。就微创介入及开放手术而言，没有哪种方式最好，只有患者最适合哪种手术方式或者外科医师最熟悉哪种技术。

临床数据显示，开放手术和微创介入的疗效差别并不是太大。原则上而言，颈椎间盘还是原装的好，在能缓解病情的情况下，当然创伤越小的越好。

78 微创手术后还会复发吗？

微创手术只是将病变的颈椎间盘节段进行处理，如果术后不注意护理，仍然保持既往不良的生活姿势，那么其他节段的颈椎间盘仍然可能会突出导致复发。

79 被诊断为颈椎间盘突出症，能否选择保守治疗？

保守治疗是治疗颈椎间盘突出症的基本方法，早期大部分颈椎间盘突出症患者经过保守治疗能够好转或治愈。保守治疗能够改善病变局部血液循环，减轻炎性水肿，减轻或缓解神经根的刺激症状如麻木、疼痛等。

初次发病或患病时间不长，休息后症状能够自行缓解的患者，或影像学检查提示轻度突出，无椎管狭窄、脊髓损伤的患者可以选择保守治疗。

80 为什么有的颈椎间盘突出症患者只需要物理治疗，而有的则需要手术？

同样是诊断颈椎间盘突出症，但因为颈椎间盘突出的部位和类型不同，症状可能完全不同，因此治疗方法也是大相径庭的。

有的患者突出较小，神经根刺激症状轻，通过物理治疗或药物治疗就能够有效缓解症状。而有的患者疼痛时间长，程度重，保守治疗无效，突出物巨大，甚至脊髓受压出现严重症状就需要通过手术尽快解除压迫。

81 颈椎间盘突出症什么情况下该做开放手术？

大部分患者通过颈托固定、药物治疗、物理治疗等规范的保守治疗能够症状缓解或治愈，但还有少部分患者症状持续甚至加重，可以选择微创手术如椎间孔镜下微创手术摘除突出物。

当病程迁延，疼痛剧烈，影像学提示颈椎间盘突出大、钙化、颈椎不稳，甚至出现脊髓损伤导致行走困难、大小便功能障碍时就需要尽快接受开放手术治疗及早解除突出压迫，否则可造成神经或脊髓不可逆的损害。

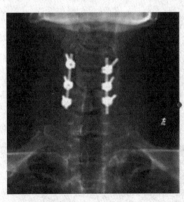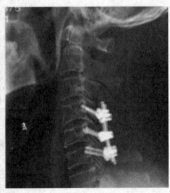

预防与康复篇

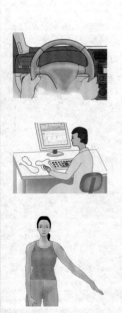

82 如何预防颈椎间盘突出症？

　　有效的预防可以避免我们遭受颈椎间盘突出症带来的痛苦，必须做到两方面：

　　（1）减少颈椎的劳损；

　　（2）锻炼颈椎及其周围的组织。

83　颈椎间盘突出症患者有哪些注意事项？

①要养成良好的学习和工作习惯，少低头、多后仰，工作1小时至少休息一次，休息时头向后仰，或平卧，让颈椎得到休息。②注意不要来回转头，更不能旋转颈椎，斜搬按摩，否则的话可能会对颈椎造成无法挽回的伤害。③改变"高枕无忧"或不垫枕头的不良习惯，选枕头时尽量选择合适高度的枕头。

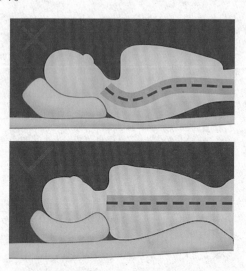

84 预防颈椎间盘突出如何选择枕头？

首先枕头高度很有讲究，枕头高了低了对颈椎间盘突出症都不利。枕头适宜的高度：以仰卧位时略高于自己的拳高（压缩后）较为合适；侧卧时与肩同高，具体尺寸还要因每个人的生理特征，尤其颈部生理弧度而定。

这两种不同的高度可确保在仰卧和侧卧位时颈椎的正常生理曲度。其次软硬适中，颈椎间盘突出症枕头应该选择稍微柔软些，但又不失一定硬度的类型。另外要选择枕芯填充物，常用的有：荞麦壳、绿豆壳、热压缩海绵枕芯等。

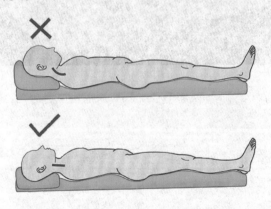

85 颈椎间盘突出症患者睡什么样的床合适？

各种床铺各有其优缺点，而且与个人居住地、气候、生活习惯、经济状况有关。但对于颈椎间盘突出症的患者，应该选择一个软硬适中带有弹性的床垫为好，它可以随着脊柱的生理曲线变化起调节作用，保持脊柱的平衡。

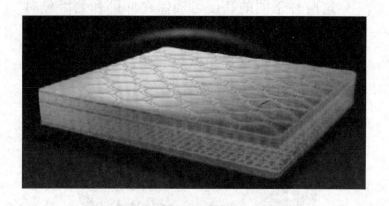

86 颈椎间盘突出症患者应采取什么样的睡眠姿势?

　　一个良好的睡眠体位,既要维持整个脊柱的生理曲度,又应使患者感到舒适,方可达到使全身肌肉松弛,容易消除疲劳并调整关节生理状态的作用。一般以仰卧、侧卧为好,俯卧时头颈部处于向一侧极度扭转的体位,颈部呈紧张状态,易引起颈部肌肉、韧带关节等劳损和退变。仰卧时,膝关节下方垫一枕头,保持一定的曲度;同样,侧睡时,头部较肩部微微向后,双髋及双膝略屈,更能保持肌肉的自然松弛。

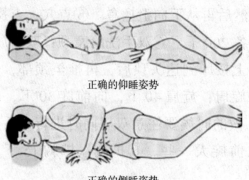

正确的仰睡姿势

正确的侧睡姿势

85

87 轻微颈椎间盘突出症患者有什么锻炼方式?

①双掌挤颈:双手十指交叉抱在头颈后方,时两臂关节尽量外展,然后用双手掌挤压后颈部若干次。接着,双肘尽可能内收,双掌用力挤压颈部的左右侧。②拨颈:双手十指交叉抱在颈后,向上用力拨颈若干次,然后双手掌托住下颌,轻轻向上托推颈部若干次。③拿肩肌:头偏向左方,用左手捏拿右肩肌群;然后头偏向右方,用右手捏拿左肩肌群。④拿后颈:一手放在颈后,以拇指与四指分开夹住颈后部肌肉,从上往下拿揉颈后肌,然后再从下向上揉拿。⑤点穴:点揉风府、风池穴各200下。⑥双手洗脸摩颈:双掌放脸上,自下向上按摩到达头顶后,再推至颈部,做若干次。⑦旋肩:旋肩40下,向前旋30下,向后旋10下。做的时候要注意双肩同时进行,后旋的力度要比前旋大一些。⑧扩胸:扩胸15下,每日一次。

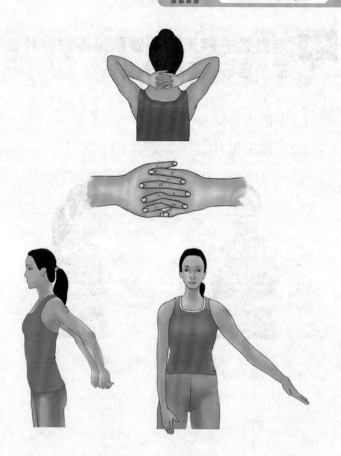

88 当办公一族无时间做颈椎操时有什么简单易行的颈椎放松方法?

（1）低头，仰头，左右看。

（2）回头望月。

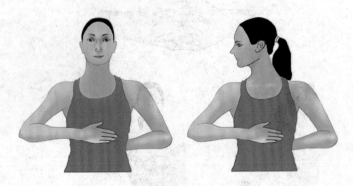

全程注意动作缓慢轻柔

89 颈椎间盘突出症患者饮食方面有无注意事项？

颈椎间盘突出症患者在饮食上并无特殊，大体上遵循膳食宝塔的各项原则。此外患者可适当多食用富含蛋白质、维生素及钙类食物，因为这些物质不仅可以为患者提供营养，还可以促进骨骼和肌肉的新陈代谢，有利于病情恢复。

90 为什么颈椎间盘突出症患者的颈部需要保暖？

颈部一旦受到寒冷刺激，就会引起肌肉和血管痉挛，肌肉张力增高失去弹性，从而容易损伤；肌肉张力增高也会增加椎间盘压力、减小椎间隙空间而加重神经根压迫症状；受寒还能导致神经根周围的炎症加重；血管痉挛会引起头昏头痛的症状。

所以在秋冬季节要注意颈部保暖，最好穿高领衣服。而在天气炎热的季节，空调温度不能太低。

91 "低头族"一定会得颈椎间盘突出症吗？

毋庸置疑，低头族得颈椎间盘突出症的风险较大，但并不是所有的低头族一定会得颈椎间盘突出症，每次低头时间不超过 1 小时，且适当进行颈椎锻炼，可以降低患颈椎间盘突出症的风险。

92 哪种体育锻炼可预防颈椎间盘突出症?

有氧运动如慢跑、快走、游泳、骑自行车、跳健美操等都可以有效预防颈椎间盘突出症和骨质增生。建议在生活中避免劳累、久坐不动、运动过量;运动宜循序渐进,量力而行,选择适合自己的运动方法。

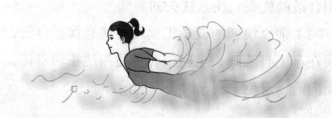

93 预防颈椎间盘突出症的日常生活姿势有哪些？

（1）最佳的伏案工作姿势是颈保持正直，微微地前倾，不要扭转、倾斜；工作时间超过1小时，应该休息几分钟，做些颈运动或按摩。

（2）注意睡姿的正确，调整合理的睡眠姿势，选用合适的枕头，注意枕头的高低。

（3）乘坐快速的交通工具时要注意保护自己，不要在车上打瞌睡，坐座位时可适当地扭转身体，侧面向前，避免急刹车时头部向前冲。

94 颈椎间盘突出症患者的最佳坐姿

　　自然端坐，平视，保持耳垂与肩峰在同一平面，调节桌椅之间高度比例，避免头颈部过度前倾和后仰，避免倚靠沙发或半躺位置看书和电视。保持同一姿势时间不要超过 1 小时，间断起立进行颈部康复锻炼 5～10 分钟。

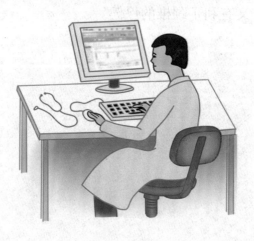

95 颈椎间盘突出症患者为什么需要"抬头望远"？

当长时间近距离看物体时，尤其是处于低头状态者，既影响颈椎，又易引起视力疲劳，甚至诱发屈光不正。因此，每当伏案过久后，应抬头向远方眺望半分钟左右，这样即可消除颈椎的疲劳感，又有利于颈椎的保健。

96 按摩哪些穴位可以预防颈椎间盘突出症?

可以按摩百会（头顶最高处正中）、风池（颈后两侧凹陷处）、肩井（肩部肌肉处）、大椎（后颈部正中最大椎体下方的凹陷处）等穴位，另外还可以按摩颈部肌肉及太阳穴处。

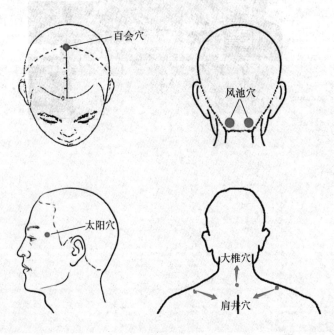

97 颈椎间盘突出症患者可以开车吗？

颈椎间盘突出症患者急性发作期不建议开车，因急刹车时容易出现"挥鞭样"损伤，导致病情加重；稳定期可以开车，但最好不要开长途。

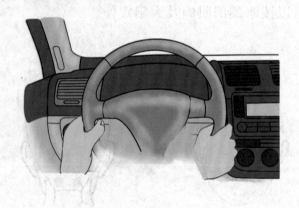

98　颈椎间盘突出症患者开车要注意什么?

　　长时间开车容易导致颈肌、韧带劳损、椎间盘压力过大,如果得不到及时休息,就容易发生脖子酸胀疼痛。另外发动机低频震动对颈部椎间盘有损害,甚至有可能加速颈椎间盘的退变和老化。

　　所以建议调整好汽车座椅高度,可在颈部后面垫一个小软枕,使颈椎有一定的支撑,减少后方肌肉和韧带的负荷;2小时左右进服务站休息一下,下车做一些简单的扭脖子、扭腰、伸腿的全身运动,千万不要强忍颈部的不适,几小时或更长时间的持续驾车。

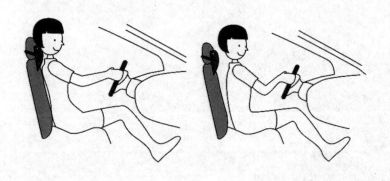

99 得了颈椎间盘突出症可以进行体育锻炼吗?

颈椎间盘突出症是一种慢性病，平时主要是需要多休息，避免同一姿势时间太长，可以进行慢跑、游泳等运动，避免剧烈运动即可。

100 适合颈椎病患者锻炼的运动方式有哪些？

（1）轻松慢跑、羽毛球。

（2）蛙泳：蛙泳对我们脊柱系统是最好的，能全面锻炼我们的颈椎、胸椎、腰椎、骨盆及四肢系统，是一项全能的锻炼方法。

（3）瑜伽：患有颈腰痛等脊柱疾病的患者则应有选择性地练习一些诸如"猫伸展式"的伸展拉伸功，且不必完全按照教练的要求练习到位，只要觉得身体得到了锻炼，心境得到了放松，微微汗出，全身舒适就可以了。

（4）骑自行车：骑车的动作是双手前探，两肩上耸，头颈上扬。这个姿势刚好和大多数人的工作的姿势相反。平时大家在电脑前需要长时间低头屈颈，这就造成了颈背部肌群的过度紧张疲乏，是肌肉僵硬、颈部不适等症状的病因。而骑车却使头仰起来，起到了反向的治疗作用，使平常紧张的肌肉韧带得到牵伸，松弛的肌肉得到锻炼。这是骑车预防颈椎病的关键所在。

101 颈椎间盘突出症患者多活动颈项部好吗?

适当活动颈项部有利于颈椎肌肉放松,颈椎间盘突出症患者在活动颈项部位的时候要注意以下几点:①活动的动作要慢,不宜过快;②活动的幅度要适中,不宜过大;③活动的量要适中,活动量不宜过大;④活动要循序渐进。

102 颈椎锻炼的强度和次数多少合适?

每天可进行 3~4 次,每次 10~15 分钟,动作要缓慢平稳,以不引起明显疼痛为度,如出现头晕心慌应停止。

103 为什么颈椎间盘突出症会反复发作？

颈椎是脊柱椎骨中体积最小，但灵活性最大、活动频率最高、负重较大的节段，所以颈椎间盘突出症患者日常生活中如果受凉、颈部姿势不当等，都有可能会复发。

104 锻炼颈部肌肉可以预防颈椎间盘突出症复发吗？

可以。因为颈椎承担人体头颅的全部重量，且活动度很大，但是颈椎同时又是脊柱中最弱小的节段。活动多，颈椎椎体、关节弱小，且没有辅助，导致颈椎的稳定性差。

加强颈部肌肉的力量，有利于保持颈椎的稳定性，可以预防颈椎间盘突出症复发。

附　录

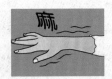

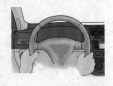

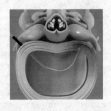

典型病例

颈部硬膜外灌注治疗颈椎间盘突出症

　　23 岁的小李参加工作不久，在一家民营企业上班，每天要工作 12 个小时。他的工作就是坐在办公室里分析数据，有时候一低头就是两三个小时，时间久了，小李出现了颈部酸胀痛。小李自己去药店买了几盒膏药，还去按摩店按摩了好几次，可颈部的疼痛还是没有好转。开始还只是隐隐的痛，时间久了，痛得整夜睡不着觉，有时候还会突然出现右前臂外侧及拇指、示指的麻木。小李终于坐不住了，到医院做了个颈部核磁共振检查，报告提示颈 6 神经被突出的椎间盘轻度压迫，周围有粘连。

　　疼痛科医师为他进行了颈部的硬膜外灌注治疗——注入了抗炎和营养神经的药物，药水打进脖子的那一刻，小李立马就感觉到右手一股麻木感，跟他平时的症状完全相同。观察2天后，小李感觉脖子不怎么痛了，右手再也不麻木了，整个人又恢复到了以前的轻松状态。医师也反复地告诫他不管是生活中还是工作中都得注意颈部正确的姿势，每工作一个小时就要起身活动，每天还要做颈椎操。小李走出医院的那一刻默默地告诫自己，工作很重要，身体也很重要！

病例2 经皮射频髓核消融术治疗颈椎间盘突出症

张阿姨60岁，在家务农，总是埋头在地里劳作。1年前开始出现肩背部、手臂酸胀的感觉，刚开始时休息一下就好了，可是越到后面就越发地感觉到不对劲，痛得越来越厉害，晚上总是痛得睡不着。张阿姨到镇上的小诊所把针灸、拔罐、按摩做了个遍，钱花出去了不少，痛只能暂时止住，没过两天又卷土重来。有一天夜里张阿姨再次被痛醒，那剧烈的疼痛让她浑身直打战，痛哭流涕，一个念头突然冒出来，"不如死掉算了"。张阿姨被疼痛折磨到整个人都憔悴了不少，家人心疼将她送到疼痛科治疗，吃了止痛药后当天就能睡觉了。医师安排她做了颈椎磁共振，提示颈6~7椎间盘突出，压迫了神经，由于病程比较久，医师建议张阿姨修补压迫神经的椎间盘。采取椎间盘髓核射频消融手术。射频针伸到病变的椎间盘，通过造影发现椎间盘的破裂口，然后通过射频仪进行射频消融。术后，张阿姨惊喜地发现，折磨了她一整年的疼痛不见了踪影，久违的笑容又回到了她的脸上。张阿姨回想起当初那段痛得让她痛哭并且想要结束生命的日子，心想，幸好疼痛科有新技术帮助了自己，给了自己第二次生命。

病例3　低温等离子髓核消融术治疗颈椎间盘突出症

吴叔叔69岁了，最喜欢做的事情是躺在沙发上看电视。1周前吴叔叔躺在沙发上看电视看得津津有味，老伴叫他起来帮忙择菜，因为躺得太久，脖子始终是扭着的姿势，一起身突然脖子出现剧烈的疼痛，痛得他快要晕过去了。老伴眼看着不对劲，立马来拉他的右手，这不拉还好，一拉之后吴叔叔立马就感觉到整个右手像被电击了一样的麻木。当时想着忍忍也许就过去了，可是1周过去了，脖子越发的痛起来，整个右手还是木木的。吴叔叔在家人的陪同下来到医院疼痛科，做了个颈椎磁共振，提示颈5~6椎间盘突出，突出物压迫了神经。医师根据吴叔叔的情况，建议进行低温等离子手术。手术过程中医师将等离子针插入突出的椎间盘内，通过等离子刀头在较低温度下将髓核组织汽化、消融、固缩，来减轻突出椎间盘对神经根的压迫和刺激。术后3天吴叔叔的颈部疼痛好了一大半，手也不麻了，术后1月随访，颈部疼痛已经完全消失。如果你现在问吴叔叔这件事情对他有什么影响，他一定会乐呵呵地告诉你"以后再也不敢躺在沙发上看电视了"。

病例 4　神奇的弯头刀

　　59 岁的徐阿姨是小区里出了名的爱干净，把家里收拾的纤尘不染，客人去她家里玩时总是能看见她坐在洗漱间埋头洗洗刷刷。半个月前不知怎么的徐阿姨的左边肩膀总是酸酸胀胀的感觉，每次脖子往左偏或者往后仰时疼痛都会明显地加重。徐阿姨去做了几次按摩，结果发现越按越痛，疑惑的她来到疼痛科就诊，医师告诉她，不恰当的按摩反而会加重病情，并立即为她安排了颈椎磁共振检查。磁共振检查结果提示颈 4～5、5～6、6～7 椎间盘膨隆，硬膜囊受压，侧隐窝变窄，诊断为颈椎间盘突出症，综合病情考虑责任椎间盘为颈 4～5，并为她安排了低温等离子射频消融术。手术中医师使用了可以弯曲的刀头，它可以控制刀头的位置，直接消融逃脱的髓核从而达到减压目的，弥补了传统直线型等离子刀头只能中央部消融减压的缺点，最大限度地减小椎间盘损伤和保留周边组织。手术之后徐阿姨的症状好转明显，术后 1 周症状基本消失。现在徐阿姨总是对别人说，这小小的弯头竟然这么神奇，小弯头也能解决大问题。

病例 5　椎间孔镜治疗颈椎间盘突出症

　　单老师 51 岁，在市区内某中学教高三，孩子们升学的压力都扛在她的肩膀上，经常备课到深夜。脖子反反复复地痛了好几年，最近三个月痛得比较厉害，有时候还会出现双腿无力的感觉，走路的时候像踩着棉花一样，可是高考在即，哪里有时间去医院检查呢。眼看着好不容易等到高考结束，孩子们也收到心仪大学的录取通知书了，单老师才有时间到医院来检查。磁共振报告显示颈 5～6 椎间盘都有巨大的突出，突出物压迫了神经和脊髓，导致脊髓变性和椎管狭窄。单老师如果继续拖延治疗，脊髓进一步受压，严重的可能会导致瘫痪！考虑到单老师的椎间盘突出物比较大，同时还有部分钙化，疼痛科医师建议进行椎间孔镜手术。该手术为微创，手术中只切了一个 7mm 的小口子，医师将镜子从小孔伸进去，将突出的髓核从小孔里掏出来。因为手术是局麻，患者是清醒的，为了缓解单老师的紧张情绪，医师还时不时地和她聊天。2 个半小时手术结束，单老师惊奇地发现，原来做手术还能这么轻松畅快，手术完毕，疼痛就消失了。开心地说着话自己的问题就已经被解决了，果然是微创改变生活！

全国疼痛科女医师帮助您

	姓名	单位	地址
广东	卢振和	广州医科大学附属第二医院	广东省广州市海珠区昌岗东路 250 号
	何雁冰	南方医科大学南海医院	广东省佛山市南海区里水镇振兴路 45 号
	王小平	暨南大学附属第一医院	广东省广州市天河区黄埔大道西 613 号
	魏逍桂	广东省人民医院	广东省广州市越秀区中山二路 106 号
	孙承红	广州医科大学附属第三医院北院	广东省广州市荔湾区荔湾路 35 号
	刘纪文	中山大学附属第八医院（深圳福田医院）	广东省深圳市福田区深南中路 3025 号
	邹冬玲	广东省清远市人民医院	广东省清远市新城区银泉南路
海南	刘琳	海南省海口市第四人民医院	海南省海口市琼山区府城镇新城路 1 号
北京	冯艺	北京大学人民医院	北京市西城区西直门南大街 11 号
	刘红兵	首都医科大学附属北京天坛医院	北京市东城区天坛西里 6 号
	陶蔚	首都医科大学宣武医院	北京市西城区长椿街 45 号
	赵英	卫生部北京医院	北京市东城区东单大华路 1 号
	司马蕾	中日友好医院	北京市朝阳区樱花东路 2 号
天津	史可梅	天津医科大学第二医院	天津市河西区平江道 23 号

续表

	姓名	单位	地址
山西	薛朝霞	山西医科大学第一医院	山西省太原市迎泽区解放南路85号
	张飞娥	长治医学院附属和平医院	山西省长治市城区延安南路110号
浙江	严敏	浙江大学医学院附属第二医院	浙江省杭州市上城区解放路89号
	冯智英	浙江大学医学院附属第一医院	浙江省杭州市上城区庆春路79号
山东	傅志俭	山东省立医院	山东省济南市槐荫区经五路324号
	于灵芝	山东大学附属济南市中心医院	山东省济南市历下区解放路105号
	王敏	山东枣庄市立医院	山东省枣庄市市中区龙头中路
	于俊敏	青岛大学附属医院	山东省青岛市五台山路1677号
江苏	陆丽娟	南京大学医学院附属鼓楼医院	江苏省南京市鼓楼区中山路321号
	贾宏彬	南京军区南京总医院	江苏省南京市白下区中山东路305号
	金晓红	苏州大学附属第一医院	江苏省苏州市沧浪区十梓街188号
	申文	徐州医学院附属医院	江苏省徐州市泉山区淮海西路99号
	荣雪芹	徐州矿务集团总院	江苏省徐州市泉山区煤建路32号
上海	刘丽丽	上海市曲阳医院	上海市虹口区玉田路333号
江西	王晓英	江西省九江市第一人民医院	江西省九江市浔阳区塔岭南路48号
	顾丽丽	南昌大学第一附属医院	江西省南昌市东湖区永外正街17号
湖北	王云霞	湖北省中山医院	湖北省武汉市硚口区中山大道26号
	张小铭	华中科技大学协和医院	湖北省武汉市江汉区解放大道1277号
	周伶	武汉市普爱（骨科）医院	湖北省武汉市桥口区解放大道76号（古田三路）

续表

	姓名	单位	地址
湖南	鄢健勤	中南大学湘雅医学院第一附属医院	湖南省长沙市开福区湘雅路 87 号
贵州	王林	贵州医科大学附属医院	贵州省贵阳市云岩区贵医街 28 号
	李瑛	贵州省遵义医学院附院	贵州省遵义市汇川区大连路 149 号
四川	刘慧	四川大学华西医院	四川省成都市武侯区国学巷 37 号
云南	张小梅	昆明医科大学第一附属医院	云南省昆明市五华区西昌路 295 号
重庆	杨晓秋	重庆医科大学附属第一医院	重庆市渝中区袁家岗友谊路 1 号
	郭晓丽	第三军医大学第三附属医院	重庆市渝中区长江支路 10 号
	石英	第三军医大学附属西南医院	重庆市沙坪坝区高滩岩正街 29 号
新疆	李亦梅	新疆医科大学第一附属医院	新疆乌鲁木齐市新市区鲤鱼山南路 137 号
	吴玉莲	新疆维吾尔自治区人民医院	新疆乌鲁木齐市天池路 91 号
	张少勇	新疆生产建设兵团医院	新疆乌鲁木齐市青年路 232 号
	常玉华	新疆巴州人民医院	新疆库尔勒市人民东路 56 号
吉林	刘娜	吉林省人民医院	吉林省长春市朝阳区工农大路 1183 号
辽宁	崔文瑶	中国医科大学附属第一医院	辽宁省沈阳市和平区南京北街 155 号